AF501777

ÉTUDE

SUR LA

TRANSMISSION DES BRUITS RESPIRATOIRES

DANS LES

GRANDS ÉPANCHEMENTS PLEURÉTIQUES

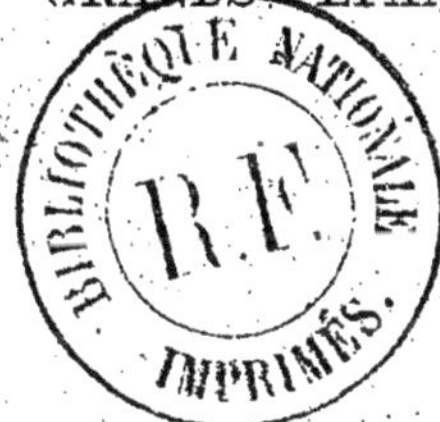

PAR

Charles FEA,
Docteur en médecine de la Faculté de Paris,
Interne à l'asile public d'aliénés de Bron (Rhône),
Ancien interne des hôpitaux de Lyon.

PARIS
V. ADRIEN DELAHAYE ET Cie, LIBRAIRES-ÉDITEURS,
PLACE DE L'ECOLE-DE-MEDECINE
1876

ÉTUDE

SUR LA

TRANSMISSION DES BRUITS RESPIRATOIRES

DANS LES

GRANDS ÉPANCHEMENTS PLEURÉTIQUES

PAR

Charles FEA,
Docteur en médecine de la Faculté de Paris,
Interne à l'asile public d'aliénés de Bron (Rhône),
Ancien interne des hôpitaux de Lyon.

PARIS
V. ADRIEN DELAHAYE ET Ce, LIBRAIRES-ÉDITEURS,
PLACE DE L'ECOLE-DE-MEDECINE

1876

ÉTUDE

SUR LA

TRANSMISSION DES BRUITS RESPIRATOIRES

DANS LES

Grands épanchements pleurétiques

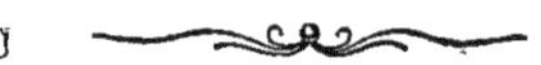

INTRODUCTION

Laennec signale que dans certaines conditions, lorsqu'un épanchement est très-considérable et remplit la plèvre en entier, il est néanmoins possible d'entendre un bruit respiratoire généralisé à tout le côté affecté. Il ajoute que ce bruit peut prendre les apparences du murmure normal, et que, dans ce cas, on serait tenté de croire à la persistance de la respiration dans le côté malade, bien qu'il n'en soit rien (1). Voilà donc une circonstance capable de masquer la présence du liquide, et qui par cela même mérite, malgré sa rareté, de fixer toute l'attention.

(1) Laennec. Traité de l'auscultation médiate et des maladies du poumon et du cœur. 4e édit., t. II, p. 438.

Pendant le cours de notre internat dans les hôpitaux de Lyon, nous avons observé une pleurésie dans laquelle l'illusion indiquée par Laennec était réalisée avec assez de netteté pour entraver le diagnostic. Frappé par l'importance clinique de ce phénomène irrégulier, nous avons voulu savoir quel rôle on lui avait accordé jusqu'ici. Puis nous en avons demandé l'interprétation rigoureuse à l'expérimentation et aux conditions anatomo-pathologiques révélées par l'autopsie qui est venu compléter notre observation. C'est le résultat de ces recherches que nous allons exposer.

Mais avant d'aborder cette étude, nous voulons prier M. le docteur Raymond Tripier, médecin des hôpitaux de Lyon, d'accepter nos remerciements pour sa bienveillance à notre égard. C'est dans son service que nous avons recueilli l'observation qui a été le point de départ de ce travail, et ses conseils ne nous ont point fait défaut dans le cours de ces recherches. Qu'il reçoive donc ici l'expression de notre reconnaissance.

CHAPITRE PREMIER

HISTORIQUE

Et d'abord, il importe d'éviter toute équivoque sur le sujet particulier qui va nous occuper, et il faut bien préciser le point de séméiologie que nous nous proposons d'étudier.

Il ne sera pas question en ce moment de ces cas dans lesquels de gros souffles bronchiques, des râles, des gargouillements, se propagent à distance et sont recueillis par l'oreille en des points éloignés de leur lieu de production avec tous leurs caractères distinctifs les faisant reconnaître immédiatement pour un souffle, pour un râle, pour un gargouillement.

La réalité de ces faits est admise quand c'est un corps solide qui sert d'agent de transmission. En effet, « l'existence de la bronchophonie et de la respiration bronchique au niveau de la colonne vertébrale, dans les cas d'hépatisation, est un phénomène bien connu. L'épine joue, dans cette circonstance, le rôle de tige conductrice (1). »

Le poumon se comporte d'une manière analogue lorsqu'il s'indure. Quand il se solidifie, cet organe devient meilleur conducteur du son qu'il ne l'est à l'état normal, et il transmet, en les renforçant, les bruits qui se produisent dans son voisinage. Bien que cette propriété lui ait été contestée par Skoda, on peut dire cependant qu'elle lui est généralement accordée.

Cette propagation d'un souffle ou d'un gargouillement est également signalée dans le cas plus spécial où elle a lieu par l'intermédiaire d'un épanchement pleurétique. C'est ainsi que Chomel « a entendu dans tout un côté de la poitrine un gros gargouillement, partout le même quant à son intensité et à sa forme, chez des individus portant à la fois un épanchement pleurétique liquide et des cavernes tuberculeuses. Ce gargouillement ne se produisait pourtant que dans une région limitée de l'organe pulmonaire, mais il se propageait dans toute l'étendue des parois thoraciques en rapport avec l'épanchement de la plèvre » (2).

(1) Walsh. Traité clinique des maladies de la poitrine, traduit sur la 3e édit., par M. Fonssagrives, 1870, p. 184.

(2) Maillot. Traité pratique d'auscultation, 1874, p. 289.

Chomel. Eléments de pathologie générale, 3e édit. Paris, 1841, p. 219 et suiv.

Racle rapporte aussi un cas où un épanchement étendu en nappe, transmettait jusqu'à la base du poumon, avec une intensité partout égale, un bruit de gargouillement produit au sommet de la poitrine (1).

D'un autre coté, Monneret assure avoir entendu plusieurs fois un bruit de souffle tubaire distinct dans tous les points de la poitrine, alors même que le poumon était réduit à ne plus former que trois languettes de la grosseur du doigt, comprimé qu'il était par un vaste épanchement (2).

Tous ces faits sont des exemples de bruits pathologiques transmis soit par des corps solides, soit par des couches liquides. Ils sont plus ou moins fréquents; la pathogénie qu'on leur attribue est plus ou moins satisfaisante ; mais dans ces observations le bruit propagé conserve une individualité assez tranchée pour prévenir toute confusion avec la respiration normale, et nous éliminons ces cas de notre sujet.

Il ne s'agit pas davantage de rechercher le mode de production et de propagation du souffle proprement dit dans la pleurésie, alors qu'il n'existe qu'un épanchement partiel et qu'une portion du poumon fonctionne encore. Bien que « toutes les conditions de ce bruit anormal, de sa présence ou de son absence, de ses déplacements, de sa disparition soient loin d'être exacte-

(1) Racle. Remarques sur certains phénomènes d'auscultation et sur la transmission des bruits pulmonaires dans la cavité thoracique, 1849. (Archives générales de médecine, 4e série, t. XX page 277).

(2) Monneret. Traité de pathologie générale. Paris, 1861, t. III, p. 462.

ment déterminées » (1), nous ne nous sommes point donné pour but d'élucider ces conditions.

Enfin, on ne doit pas confondre les cas sur lesquels un veut fixer l'attention dans ce travail, avec ceux qui ont été signalés par M. Woillez. « Le diagnostic de la pleurésie pendant l'évolution de l'épanchement, dit cet auteur, présente quelquefois des difficultés telles que la présence du liquide épanché dans la plèvre ne saurait être alors révélée par les signes physiques ordinaires. Ce sont les seules pleurésies véritablement latentes. Ces pleurésies latentes vraies, sont celles dans lesquelles la percussion et l'auscultation ne fournissent à l'observation que des signes complètement négatifs » (2). La percussion continue à donner partout un son clair, et l'auscultation fait entendre le murmure respiratoire dans toute l'étendue de la poitrine, bien qu'il existe un épanchement abondant. Mais dans ces pleurésies le poumon du côté malade était encore partiellement perméable à l'air et cette circonstance sépare ces observations de celles que nous allons étudier, et où nous supposons le poumon complétement atélectasié. Néanmoins, comme ces faits ont de nombreux points de contact avec le sujet actuel, comme la connaissance de leur pathogénie ne peu que faciliter nos recherches, ils vont nous arrêter un instant.

Pour expliquer ces cas insolites présentés par M. Woillez on a dit que le liquide épanché dans la plèvre trans-

(1) Barth et Roger. Traité pratique d'auscultation, 6e édit.

(2) Woillez. Note sur une cause particulière d'erreurs de diagnostic dans certains cas d'épanchements pleurétiques. (Société des hôpitaux, 1866.)

— Traité clinique des maladies aiguës des organes respiratoires. Paris, 1872, p. 374 et suiv.

mettait à l'oreille de l'observateur les bruits intra-pulmonaires de la respiration, et que la persistance du bruit respiratoire était due à cette transmission du murmure normal produit à proximité du liquide. Mais M, Woillez n'accepte pas cette interprétation, et il propose une autre explication.

En premier lieu, il faut remarquer que dans tous les cas observés par cet auteur, « Il y avait cette condition anatomique commune : condensation du poumon refoulé par le liquide épanché en abondance dans la plèvre, et adhérence de l'organe aux parois thoraciques dans une étendue plus ou moins grande. » D'un autre côté rappelons que M. Woillez admet avec Skoda qu'au niveau d'un poumon sain condensé, mais encore perméable, on rencontre fréquemment une exagération de sonorité, un son tympanique manifeste. Ceci établi, voici l'explication émise par M. Woillez.

« La percussion étant pratiquée pendant la vie sur les parois thoraciques, parois en communication intime et directe avec l'organe refoulé et condensé par l'épanchement, il me semble que l'on peut expliquer la sonorité insolite que l'on obtient par la propagation aux parois costales du son provoqué dans le poumon par la percussion. Ces parois recevraient et transmettraient à la fois les vibrations provoquées dans le poumon, vibrations exagérées dans l'organe par la condensation du tissu pulmonaire. »

« Quant à l'auscultation, qui fait quelquefois entendre un bruit respiratoire même dans des points éloignés du poumon et au niveau de l'épanchement, l'explication n'est pas moins satisfaisante. L'exagération du bruit respiratoire dans le poumon condensé, exagération qui peut aller jusqu'au timbre caverneux et amphorique, fait très-bien concevoir que ce bruit respiratoire puisse s'entendre, plus ou moins atténué, à travers l'épanchement. Il est permis de penser que la propagation peut également se faire, comme pour les sons de percussion, du poumon adhérent dans l'épaisseur des parois costales » (1).

Tout en faisant des réserves sur cette propagation à l'aide des parois costales, nous verrons plus loin l'analogie qui existe entre cette théorie et celle qui servira de conclusion à cette étude.

Puisqu'il est question de ces pleurésies latentes vraies, nous voulons rapprocher des cas relatés par M. Woillez l'observation suivante recueillie dans le service de M. le Dr Tripier. Cette observation nous paraît intéressante, car, à notre sens, on y voit la maladie évoluer et revêtir dans sa dernière période les allures insidieuses qui viennent d'être signalées. On y saisit sur le fait, pour ainsi dire, cette transformation d'un épanchement d'abord franchement reconnaissable avec tous ses signes classiques, qui peu à peu se dissimule grâce à l'intervention d'un facteur nouveau, c'est-à-dire grâce à la formation d'adhérences. C'est à ce titre seulement que nous citons ce fait, bien qu'il s'écarte du sujet plus spécial que nous traitons, et qu'il n'entre point dans le cadre que nous nous sommes tracé.

Obs. I. — L. G..., né à Bougé-Chambalud (Isère), cultivateur, âgé de 56 ans, entré le 19 octobre 1873 à l'Hôtel-Dieu de Lyon, salle Saint-Charles, 108.

L'insuffisance intellectuelle de cet homme, son langage inculte,

(1) Woillez. Traité clinique, etc., p. 387.

ne permettent ni de reconstituer son histoire pathologique, ni d'éclaircir le mode de début et la marche antérieure de la maladie actuelle. On parvient cependant à apprendre qu'il y a cinq mois, il aurait éprouvé de la dyspnée, de la toux. Puis, serait survenu de l'œdème des membres inférieurs, disparaissant pour revenir quelque temps après. Enfin, il y a deux mois, il y aurait eu un peu d'œdème de la face.

Lors de l'entrée du malade à l'hôpital, l'oppression et la toux persistent et s'accompagnent d'une expectoration muqueuse très-modérée. On constate aux membres inférieurs de l'œdème qui ne remonte pas au-dessus du genou. La cavité abdominale renferme une petite quantité de liquide. Le foie est sensiblement abaissé. Il dépasse les fausses côtes de plusieurs travers de doigt.

L'urine est colorée et acide. Elle contient en abondance des tubes granuleux et des tubes hyalins. Elle donne un léger précipité par la chaleur, les acides azotique et picrique.

On ne trouve rien au cœur.

A l'examen de la poitrine, on constate, *du côté droit et en arrière*, de la matité montant jusqu'au milieu du bord spinal avec absence de vibrations. Au niveau de la région mate, la respiration est soufflante aux deux temps et d'une manière très-prononcée. En ce même point, on perçoit de l'égophonie, et il existe un peu de bronchophonie au-dessus de la matité. *En avant*, on retrouve de la matité s'élevant jusqu'au quatrième espace intercostal. Elle est mobile et se déplace suivant les changements d'attitude du malade.

A gauche, quelques râles sonores disséminés dans le poumon avec râles muqueux à la base.

On porte le diagnostic de néphrite albumineuse avec pleurésie secondaire.

Le 21 octobre, c'est-à-dire deux jours après l'entrée du malade, on pratique la thoracentèse, opération qui donne issue à 1,650 grammes de sérosité. L'écoulement du liquide n'est suspendu que parce qu'il provoque des quintes de toux très-pénibles. Immédiatement après la ponction, le souffle est moins intense et l'on perçoit quelque râles muqueux fins au-dessous de l'angle inférieur de l'omoplate.

Le 22. On note que la toux persiste, qu'elle est accompagnée d'expectoration albumineuse. Le produit de cette expectoration est constitué par un liquide clair, à teinte safranée, spumeux, renfermant des hématies abondantes et quelques leucocytes, et donnant un précipité très-marqué par la chaleur, l'acide azotique et l'acide picrique. La matité est limitée tout à fait à la partie inférieure et postérieure. Les vibrations sont perçues. Le foie descend moins bas, le souffle a disparu. La respiration s'entend partout, un peu plus faiblement, il est vrai, à la partie inféro-postéro-externe. Plus d'égophonie. Quelques râles sonores.

Cette amélioration persiste pendant trois ou quatre jours, puis le 27 on signale que les signes de la pleurésie se sont reproduits avec les mêmes caractères qu'au début. L'expectoration albumineuse continue.

Le lendemain, on fait une nouvelle ponction donnant 2,450 gr. de liquide. L'écoulement a cessé progressivement. De même qu'après la première thoracentèse, immédiatement après l'issue du liquide, la matité est moins étendue, les vibrations reviennent partiellement, l'intensité du souffle diminue.

Le 13 novembre, quinze jours après, le liquide s'étant reformé, on fait une nouvelle ponction. L'on retire 1,700 gr. de liquide, et l'on remarque de nouveau un amendement de tous les signes physiques de l'épanchement.

Telle est la première phase parcourue par l'épanchement, phase tout à fait normale et classique. Dans cette période tout légitime la supposition qu'il n'existe point d'adhérences fixant le poumon aux parois thoraciques. Nous ne voulons pour preuve de cette assertion que la mobilité de la matité signalée en avant dès le début, et ce fait, qu'après chaque ponction, le mouvement d'expansion du poumon se manifeste sans entraves par des signes stéthoscopiques et plessimétriques non équivoques.

Passons à la période suivante, que l'on pourrait appeler période de transition. Nous omettons plusieurs détails pour ne relever que la mention suivante :

22 décembre. Le malade tousse peu. Les crachats sont simplement muqueux. Plus d'œdème des membres inférieurs. Plus d'albumine dans les urines.

Vibrations thoraciques normales à gauche, diminuées à la base droite, augmentées au sommet du même côté ; matité à la base droite.

A droite et en arrière, un peu d'égophonie au niveau de l'angle inférieur de l'omoplate. Respiration très-obscure, ne s'entendant que tout à fait au sommet, absente à la partie inférieure. Inspiration soufflante à l'angle de l'omoplate. *Sur la partie latérale droite*, à la base, la respiration est faible mais on la perçoit de mieux en mieux à mesure que l'on s'élève vers l'aisselle, où l'on reconnaît manifestement un double bruit de frottement pleural. *En avant*, on trouve une diminution de la sonorité dans le quatrième espace intercostal, mais ne variant pas avec les changements de position du malade. La respiration s'entend partout et les bruits de frottements pleuraux sont très-sensibles, surtout au-dessous du mamelon. Quelques râles sonores disséminés.

On trouve là des faits importants. D'une part on constate pour la première fois des frottements, indices d'une modalité nouvelle de l'inflammation pleurale aboutissant probablement à la formation d'adhérences. D'autre part et concurremment, on signale l'immobilité de la matité antérieure, ce qu'il semble permis de rattacher à des adhérences ayant déjà fixé le poumon en avant.

Enfin quelque temps après, sans qu'il y ait eu de ponction nouvelle, l'observation signale les faits suivants :

8 janvier 1874. A droite, toujours respiration soufflante à l'angle inférieur de l'omoplate. La respiration est normale dans les autres points. Plus de frottements. Respiration plus faible à droite qu'à gauche.

On n'est pas renseigné sur les résultats de la percussion, mais en raison du retour de la respiration dans tout le côté droit, on conclut que la poitrine ne renferme plus que très-peu de liquide. Le malade meurt le 13 janvier, on fait son autopsie, et contrairement à toute prévision, on trouve un épanchement assez abondant.

A l'ouverture du thorax, en enlevant le sternum, on pénètre *à droite*, dans une cavité contenant un litre et demi d'un liquide fluide et citrin dans ses couches supérieures, plus dense et contenant des masses fibrineuses dans ses parties déclives.

Cette cavité est tapissée par la plèvre. On y trouve, refoulé contre le médiastin, le poumon qui est tendu du haut en bas de la poitrine. Cet organe affecte la forme d'une colonne dont la base répond en avant à la zone sous-claviculaire et en arrière à la région épineuse, et se trouve fixée en ces points par des adhérences cédant facilement. Inférieurement le sommet de cette colonne est maintenu en rapport avec le milieu du diaphragme par des adhérences solides.

La plèvre est épaissie. Elle est semée de granulations manifestes.

Le sommet et la partie antérieure du poumon sont perméables à l'air. Au contraire, la plus grande partie de la base et une couche assez étendue de sa face externe et postérieure sont atélectasiées. Le tissu pulmonaire renferme quelques granulations. Les bronches sont perméables et ne contiennent pas de liquide.

A gauche, adhérences pleurales sans épanchement. Le poumon renferme de nombreuses granulations.

Le péricarde contient environ 250 grammes de pus.

En résumé, au début de l'épanchement dont on vient de lire l'histoire, tout permet de supposer qu'il n'existe pas d'adhérences pleurales, et à ce moment le diagnostic de la collection liquide reste classique. Puis, quelques jours plus tard, l'épanchement devient latent, et tout autorise à croire que les adhérences révélées par l'autopsie se sont produites depuis peu. Ainsi se trahit l'importance de cette condition anatomo-pathologique nouvelle.

Dans sa dernière partie, cette observation est un exemple des pleurésies latentes vraies de M. Woillez. Mais, nous l'avons dit, ces cas diffèrent de celui que nous étudions. Celui-ci est plus exclusif. Il est en même temps plus rare, et conséquemment moins connu. Il s'agit de savoir si au niveau d'un épanchement remplissant toute la plèvre et empêchant d'une façon absolue le fonctionnement du poumon correspondant, on peut entendre un murmure respiratoire ou un bruit assez doux pour le simuler. Voyons donc ce que l'histoire de l'auscultation peut apprendre à ce sujet.

Appliquant à l'étude des épanchements pleurétiques le nouveau procédé de diagnostic qu'il venait d'introduire dans la science, Laennec signalait entre autres circonstances le fait suivant : « La persistance de la respiration dans une étendue d'environ trois travers de doigt, tout le long de la colonne vertébrale, vers la racine du poumon, n'est pas un signe moins constant de la pleurésie. Il existe même dans les pleurésies chroniques dans lesquelles l'épanchement est le plus considérable, et le poumon tellement comprimé contre la paroi postérieure des côtes et la colonne vertébrale, qu'à l'ouverture de la poitrine il faut le chercher pour le trouver. Ce signe s'explique au reste très-bien par le refoulement du poumon vers sa racine, par l'effet de l'épanchement » (1).

(1) Laennec. Loc. cit., p. 438.

Il est évident que lorsque le poumon subit une compression aussi considérable de la part du liquide, il ne peut plus fonctionner. Ce premier point réalise donc une partie des conditions que nous avons supposées. Mais comme Laennec ajoute que la respiration se perçoit seulement dans la gouttière vertébrale, ces cas se séparent forcément du nôtre, où l'on entend la respiration partout. De plus, dans le fait cité par Laennec, il est inutile d'invoquer la présence du poumon pour expliquer la persistance du bruit respiratoire. Cet organe étant condamné à l'inaction par l'abondance même de l'épanchement, il ne peut plus être le siége d'un murmure. Dès lors, il devient un élément sans valeur si l'on ne fait intervenir des conditions nouvelles. Il est préférable, à l'exemple de M. Peter, de ne voir là qu'une transmission du murmure du côté sain. Mais il faut le dire sans retard, cette transmission doit être resserrée dans ces limites restreintes. Elle ne peut se généraliser à toute l'étendue de l'épanchement.

Cette réserve est nécessaire, car plus loin Laennec s'exprime dans ces termes : « Lorsque l'épanchement pleurétique est un peu considérable, la respiration devient ordinairement puérile dans le côté sain. Il arrive même quelquefois que le bruit de cette respiration puérile se transmet à travers l'épanchement dans toute l'étendue du côté affecté, de manière à ce que l'on pourrait croire que la respiration s'y fait encore. Pour éviter cette illusion, il faut écouter le bruit respiratoire dans toute l'étendue affectée, et l'on verra qu'il devient d'autant plus intense que l'on se rapproche du côté sain. La qualité du bruit respiratoire, sa profondeur et sa pureté, peuvent aussi servir à le faire reconnaître pour celui que donne le poumon sain. On peut quelquefois le faire cesser en comprimant momentanément le côté sain, de manière à y borner l'inspiration. »

Dans ce passage, on voit d'une façon évidente que le phénomène dont il est question n'avait point échappé à Laennec. On apprend en même temps le mécanisme assigné à sa production et les précautions conseillées pour éviter l'erreur. Dans le chapitre suivant, on examinera quelle est la valeur de cette explication et quelle confiance elle mérite. Pour le moment, le seul point que nous désirions bien mettre en lumière, c'est que Laennec avait admis la réalité de ce bruit respiratoire au niveau de certains épanchements complets.

Il signale de plus que ce sont là des cas très-rares, et soit à cause de cette rareté, soit en raison de sa confiance dans l'efficacité des signes différentiels cités plus haut, lorsque plus tard il parle des pleurésies latentes, il omet de ranger dans ce groupe les épanchements qui se dissimulent par suite de cette perturbation des signes. Il ne cite en effet, parmi les pleurésies latentes, que les suivantes :

1° Quelques pleurésies partielles très-peu étendues; 2° Celles qui surviennent assez fréquemment dans l'agonie de presque toutes les maladies tant aiguës que chroniques ; 3° Celles qui ne s'accompagnent pas d'épanchement ou dans lesquelles cet épanchement est très-peu abondant.

Après Laennec, il faut attendre Skoda pour retrouver une mention de ce bruit anormal, et encore les paroles de cet auteur sont-elles peu explicites. « Il arrive parfois, dit le professeur de Vienne, lorsqu'un épanchement pleurétique a assez fortement comprimé un poumon entier pour l'aplatir et le priver complètement d'air, que l'on entend cependant un bruit respiratoire dans le côté affecté, particulièrement dans l'espace compris entre l'omoplate et la colonne vertébrale et sous les clavicules. Ce bruit doit avoir, de toute nécessité, son origine dans la trachée ou dans un des gros tuyaux bronchiques » (2).

Mais Skoda ne parle de ce phénomène qu'en passant. Il le cite comme un point de repère pour l'étude des changements éprouvés par les bruits respirotoires lorsque ces derniers se propagent à distance. « Nous avons là, dit-il, un moyen de juger quels changements le bruit trachéal éprouve à son passage à travers une quantité considérable de liquide. Il devient grave et ne ressemble plus au bruit trachéal ordinaire; si on veut l'imiter avec la bouche, c'est la consonne *f* prononcée pendant l'expiration qui le représente le mieux. »

Skoda tenait donc pour réelle la perception d'un bruit respiratoire au niveau d'un épanchement abondant. Mais il ne dit pas positivement que l'oreille puisse éprouver dans ces conditions l'impression d'un murmure normal. Cependant, si l'on essaye de reproduire ce bruit en usant du procédé indiqué, on pourrait accepter qu'il se rapproche du murmure régulier, et admettre ainsi que l'anomalie qui nous occupe ait été signalée par Skoda. Quoi qu'il en soit, cet auteur recherche dans la transmission d'un bruit produit dans les parties supérieures de l'arbre aérien l'explication du phénomène qu'il signale, et par là, il se rapproche plus de la vérité que ne l'avait fait Laennec qui admettait une simple propa-

(1) Skoda. Traité de percussion et d'auscultation, traduit de l'allemand sur la 4e édit., par Aran, 1854, p. 121.

gation d'un côté à l'autre du thorax. Mais cette interprétation est encore incomplète. Elle laisse dans l'ombre des circonstances que nous croyons être capitales pour la diffusion du bruit dans toute la poitrine. On verra dans la suite comment on doit combler ces lacunes.

Parlant des obstacles qui s'opposent à l'entrée de l'air dans la poitrine, Fournet prétend que quelquefois on entend à la fin de l'inspiration un léger bruit « qui semble résulter de la pression latérale exercée sur le tissu pulmonaire par la colonne d'air qui ne peut pas entrer dans les ramifications bronchiques. » (1) Il propose de donner à ce bruit le nom de bruit de compression pulmonaire. « Je n'ai pas perçu dans des cas semblables de bruit bien net, dit Walsh, mais on peut avoir une sensation indéfinissable d'un effort qui réagit contre un obstacle » (2). Nous ne parlons de ce bruit de compression pulmonaire que pour mémoire, car il n'est pas probable qu'à sa faveur il y ait une illusion possible. Ce bruit doit être très-difficile à percevoir et nullement de nature à jeter le trouble dans le diagnostic.

Dans le Manuel de percussion et d'auscultation d'Andry, on trouve ce passage qui ne laisse point de doutes. « Je ferai observer encore, qu'alors même qu'un épanchement est assez considérable pour qu'un silence complet des bruits respiratoires doive en être la conséquence il n'est pas impossible que ces bruits persistent çà et là, des brides cellulaires courtes retenant certaines parties du poumon rapprochées des côtes et en empêchant le

(1) Fournet. Recherches cliniques sur l'auscultation et sur la première période de la phthisie pulmonaire. Paris, 1839, p. 92.
(2) Walsh. Loc. cit., p. 134.

refoulement; que d'autres fois c'est la respiration du côté sain qui arrive jusqu'à notre oreille au travers de l'épanchement. Il est bon d'être averti de ces différentes circonstances pour se tenir en garde contre elles, et éviter qu'elles ne deviennent des occasions d'erreurs. »

Ici les termes sont très-nets. Ils ne permettent aucune hésitation. Le médecin dont nous venons de rapporter les paroles donne comme une chose certaine la possibilité d'entendre un bruit respiratoire au niveau d'un épanchement complet. De plus, à l'exemple de Laennec, il voit là le résultat de la transmission du murmure respiratoire du côté sain. Pour lui c'est un fait sans conteste que ce murmure puisse être entendu à travers une masse de sérosité assez considérable pour remplir toute la poitrine. Il ne recherche pas comment il se fait que cette transmission soit si rare bien que les occasions de se produire lui soient si fréquentes, et il ne se demande point s'il n'y aurait pas quelques autres conditions capables d'expliquer plus logiquement ce phénomène.

A partir de l'auteur que nous venons de citer, nous ne retrouvons plus d'affirmation aussi caractéristique. Dans une étude sur la transmission des bruits pulmonaires dans la cavité thoracique, Racle faisait bien cette remarque : « Les bruits du cœur ou du poumon qui ne s'entendent habituellement que dans des points circonscrits de la cavité thoracique, peuvent être dans quelques circonstances transmis à une grande distance du point où ils se produisent, et quelquefois même à toute l'étendue des parois de la poitrine. Ce phénomène dépend de la présence, dans le thorax, de corps solides ou liquides dans de certaines conditions, et il devient quelquefois la cause d'erreurs sur le siége, l'étendue ou la nature des lésions qui déterminent les bruits » (1). Mais Racle ne mentionne pas les circonstances que nous supposons, et il se borne à étudier la transmission des bruits de gargouillement et de souffle par les épanchements partiels.

Enfin terminons en disant que dans leur Traité d'auscultation, MM. Barth et Roger indiquent qu'un bruit de souffle peut être perçu dans la pleurésie, alors que toute circulation de l'air est interrompue dans le poumon comprimé. Ils ne disent point, il est vrai, que ce bruit peut accidentellement prendre les apparences d'un bruit respiratoire normal au point de faire naître l'indécision. Mais ils ont reconnu la possibilité d'un bruit de souffle dans ces conditions, et là est le fait capital. De plus, le mécanisme qu'ils admettent est celui que nous invoquerons ultérieurement, c'est-à-dire la consonnance d'un bruit glottique.

Au reste, voilà ce qu'ont écrit ces auteurs à ce sujet : « On peut se demander si la condensation d'une grande partie ou de la totalité du poumon ne lui a pas ôté la propriété de se dilater et de se resserrer, et jusqu'à quel point l'air passe et repasse encore dans les ramifications bronchiques. Mais les mouvements des côtes sont très-rarement abolis dans la moitié du thorax où la lésion pulmonaire a son siége ; donc toute expansion et tout retrait n'ont point cessé dans le poumon correspondant. Aussi, pourvu que les bronches restent béantes, l'air circule encore dans leur cavité. Du reste, en admettant que dans certains cas l'air ne se meuve pas dans les tuyaux bronchiques du poumon induré, on s'expliquerait alors la persistance du souffle par la transmission du bruit supérieur qui, formé dans la trachée-artère et dans les

(1) Racle. Loc. cit., p. 277.

bronches principales, se propage dans les ramifications restées béantes » (1).

Telle est l'histoire du phénomène qui nous occupe. Il n'a été signalé, à notre connaissance, que dans les quelques auteurs cités dans ce chapitre. On est donc en présence d'un fait très-rare, dont l'existence a été peu connue, qui n'a fixé l'attention qu'en passant, et dont l'explication a été donnée au jugé plutôt qu'elle n'a été rigoureusement cherchée. Si nous exceptons les travaux de M. Woillez sur la pleurésie latente vraie, nous ne connaissons pas de dissertation spéciale dont le but soit l'étude d'un bruit respiratoire ayant les caractères du murmure normal et perçu dans la pleurésie en un point correspondant au liquide. Mais, on l'a vu, le sujet de M. Woillez était plus restreint. Dans tous les cas qu'il cite, le poumon du côté malade fonctionnait encore largement. On a recherché ici, au contraire, si au niveau d'un épanchement capable d'immobiliser tout le poumon, l'oreille pouvait percevoir néanmoins un murmure respiratoire. L'exposé historique que nous venons de faire a répondu par l'affirmative, et nous allons maintenant rechercher l'explication de ce phénomène.

CHAPITRE II.

PATHOGÉNIE.

Mais avant d'aller plus loin, il faut exposer l'observation qui a été le point de départ de ce travail. S'il est vrai qu'elle n'est point un exemple type du phénomène étu-

(1) Barth et Roger. Loc. cit., p. 94.

dié, en ce sens qu'une portion du poumon comprimé restait encore perméable à l'air, elle n'en est pas moins très-importante. La partie du poumon restée saine était si minime, et néanmoins l'illusion respiratoire était si grande au niveau de l'épanchement, que l'on peut en bonne logique conclure de ce fait particulier au fait général.

Obs. II. — François M..., né à Louge et Tréves (Rhône), voiturier, âgé de 60 ans, entré le 5 novembre 1873 à l'Hôtel-Dieu de Lyon, salle Saint-Charles, n° 98.

Dans les antécédents pathologiques de cet homme, on trouve, il y a vingt ans, une affection thoracique aiguë avec fièvre, toux pénible, expectoration, point de côté, dyspnée; pas d'hémoptysics Cette maladie dura environ deux mois.

Il y a cinq ans, à la suite d'une chute, survient une hémoptysie assez abondante, ne persistant que pendant deux jours et ne se reproduisant plus depuis.

Il y a huit jours, ce malade qui toussait habituellement, surtout pendant les saisons froides, est subitement atteint, sans cause appréciable, sans frisson initial, d'une dyspnée très-vive, avec point de côté violent à gauche, toux, expectoration, sans hémoptysie.

Ces symptômes persistent en s'aggravant jusqu'au moment de l'entrée du malade à l'hôpital. On le trouve alors avec un pouls petit, facilement dépressible, fréquent, battant 102 pulsations. Les extrémités sont cyanosées avec tendance au refroidissement. La dyspnée est toujours très-vive, plus considérable même que le premiers jours, avec orthopnée. La respiration est fréquente; 40 inspirations par minute. L'intensité du point de côté a diminue. La toux persiste avec expectoration muqueuse rare.

L'examen du thorax révèle de la matité dans les 2/3 inférieurs du poumon gauche en arrière, se retrouvant aussi en avant, sans voussure, avec diminution des vibrations thoraciques. Le cœur bat à la région épigastrique.

L'auscultation fait entendre des râles nombreux et humides, à grosses bulles, disséminés dans tout le poumon droit. A gauche, on constate une diminution du murmure respiratoire sous l'angle inférieur de l'omoplate, sans égophonie, sans souffle.

La matité et la diminution du murmure respiratoire font diagnostiquer un épanchement pleurétique. Mais la persistance de ce murmure et l'absence de souffle font admettre en outre que cet épanchement est très-peu abondant. Aussi ne pratique-t-on pas la thoracentèse, malgré la dyspnée qui est très-vive.

Le malade s'affaisse de plus en plus; il est pris de subdelirium sa température, qui était de 39,2 à son entrée, descend à 37,5 et il meurt le 8 novembre, trois jours après son admission, sans que les résultats de l'auscultation ou de la percussion se soient modifiés.

Autopsie. A l'ouverture du thorax, il s'écoule une quantité de pus qu'on peut évaluer à trois litres, d'abord assez clair, puis contenant des exsudats épais.

Le poumon gauche est refoulé contre la colonne, très-réduit de volume, plissé dans le sens longitudinal, tendu de haut en bas de la cavité thoracique. Son sommet est retenu contre les parois par des adhérences faciles à rompre. Son extrémité inférieure est maintenue par trois brides anciennes et résistantes, une antérieure et deux internes, qui fixent le poumon au diaphragme et contre le médiastin, de telle sorte que le liquide était surtout accumulé à la base et à la région postéro-externe.

La plèvre est recouverte d'un exsudat assez épais. On peut enlever cet exsudat par le grattage avec le scalpel, et l'on ne découvre pas de tubercules sur la séreuse qui est légèrement épaissie et présente une teinte un peu blanchâtre.

Le poumon est mou, malléable, sans crépitation. Des coupes pratiquées sur cet organe montrent un tissu congestionné, non granulé, lisse, mou, laissant échapper par la pression un liquide rouge ou noir grisâtre; le tissu va au fond de l'eau. Le poumon ne contient de l'air qu'au niveau du lobe supérieur, dans sa portion postéro-interne, dans l'épaisseur de deux travers de doigt. Tout le reste du tissu pulmonaire est atélectasié. Les grosses bronches sont perméables.

Le poumon droit est volumineux, emphysémateux, fixé par des

adhérences pleurales. La plus grande partie de son lobe supérieur est sclérosée.

Rien d'important dans les autres organes.

N'est-il pas contradictoire de voir un épanchement si considérable permettre encore la présence d'un murmure dans toute la hauteur de la poitrine? N'est-il pas remarquable de voir le diagnostic complètement dérouté, alors qu'il devrait rester classique eu égard à l'abondance du liquide? Or, pour expliquer cette contradiction, on ne saurait invoquer un accroissement rapide du liquide pendant les dernières heures de la vie, et dire qu'au moment où l'on entendait la respiration, le poumon était en réalité perméable. En effet, quelques heures avant la mort, l'observation note que rien n'est changé ni dans la percussion ni dans l'auscultation. De plus les lésions trouvées à l'autopsie témoignent suffisamment en faveur d'un épanchement depuis longtemps abondant.

Mais, il faut le reconnaître, ce cas semblerait au premier abord devoir se rattacher à ceux rapportés par M. Woillez, puisqu'il reste encore une portion du poumon susceptible de fonctionner. Dès lors on pourrait être disposé à se contenter ici de l'explication donnée par cet auteur. Cependant en y regardant de plus près, on peut se demander si réellement la cause de l'erreur se trouve dans la petite quantité du poumon restée perméable. Cette région n'est-elle pas bien minime en comparaison de l'étendue du phénomène, et ne doit-ou pas invoquer dans ces cas une cause plus générale? Pour nous, nous n'hésitons pas à restreindre de beaucoup le rôle joué par ces quelques centimètres carrés de parenchyme respirant encore, et nous assimilons ce cas à ceux où l'on entend un murmure en l'absence de tout bruit normal produit au niveau de l'épanchement. L'historique a prouvé la possibilité de ce phénomène. Il faut actuellement en dégager les conditions.

Ce fait est justifiable de deux interprétations diverses.

On peut d'abord l'attribuer à la transmission du murmure respiratoire produit dans le poumon sain. Cette transmission aurait lieu, soit à la faveur des éléments solides du thorax, tels que les parois, soit à travers le liquide.

Dans une seconde supposition, le bruit entendu au niveau du liquide ne serait qu'un simulacre du murmure respiratoire. Il serait dû à l'altération d'un bruit glottique qui se modifierait par son passage à travers la masse liquide. Ce bruit s'assouplirait au point de prendre le moelleux de la respiration normale, et c'est grâce à des dispositions anatomo-pathologiques spéciales qu'il serait capable de faire naître cette illusion.

Nous allons examiner successivement chacune de ces hypothèses.

A. *Transmission d'un murmure normal.*

L'explication qui regarderait le bruit respiratoire anormal comme étant produit par la transmission du murmure du côté sain séduit par sa simplicité. Elle se présente la première à l'esprit, et différentes considérations semblent militer en sa faveur. Fréquemment, en effet, nous voyons des cas de transmission partielle. Souvent des bruits pathologiques se propagent à des distances restreintes. On est donc tenté d'élargir, par analogie, le champ de cette transmission, et de lui accorder la possibilité de se produire d'un côté à l'autre de la poitrine. Cette propagation pourrait alors se faire soit par les parois du thorax, soit par le liquide contenu dans la plèvre. Voyons en premier lieu quel est le rôle possible des parois de la poitrine.

§ 1er. — Et de fait, les parois thoraciques doivent participer aux propriétés conductrices des corps solides. Or, l'on a accordé à ces corps le pouvoir de propager assez loin le murmure vésiculaire normal. C'est ainsi que Walsh signale la possibilité d'entendre le murmure respiratoire dans l'abdomen au niveau du foie, lorsque cet organe est hypertrophié. Le même phénomène, dit-il, peut se reproduire en arrière, par l'intermédiaire des reins, dans les cas où ces glandes ont acquis un volume considérable. Enfin, les tumeurs abdominales peuvent propager le murmure à des distances variables de la poitrine (1).

Plus loin, le même auteur revient encore sur ce sujet en termes très-affirmatifs : « Dans le cas de respiration normale, en quelque endroit que s'applique le stéthoscope, on considère les bruits recueillis par lui comme provenant de la partie du poumon qui est la plus rapprochée de l'oreille. Cette présomption est cependant quelquefois sans fondement. Au niveau des articulations sterno-claviculaires, par exemple, la respiration bronchique que l'on perçoit ne vient pas du poumon, mais bien des tuyaux bronchiques, et dans son passage de ceux-ci à l'oreille, elle masque les bruits qui appartiennent au tissu pulmonaire lui-même. De même aussi la respiration peut, dans la majorité des cas, s'entendre

(1) Walsh. Loc. cit., p. 127.

au niveau du foie, à une distance plus ou moins éloignée du bord du poumon » (1).

Puisqu'il semble démontré que le murmure vésiculaire normal peut se propager à la faveur des solides assez loin de son lieu d'origine, on est donc autorisé à se demander quel est le rôle des parois thoraciques dans la production du phénomène étudié. Ces parois peuvent-elles propager le murmure normal du côté sain, jusque sous l'oreille appliquée sur le côté malade? On a vu plus haut que M. le Dr Woillez admettait, dans une certaine mesure, ce mode de propagation limité à un côté de la poitrine où le poumon se trouvait fixé aux parois costales. Peut-on généraliser cette opinion, et l'appliquer à la transmission d'un côté du thorax à l'autre? Il est permis d'en douter, et il est peu probable que là se trouve l'explication cherchée.

En effet, si cette transmission avait lieu par les parois solides de la poitrine, à savoir par la cage thoracique, pourquoi ne se produirait-elle pas dans tous les cas où l'on rencontre un épanchement abondant? Les parois du thorax ne sont-elles pas justement les parties qui subissent dans ces cas les modifications les plus uniformes et les moins profondes? Cette uniformité dans leur manière d'être affecté par la collection séreuse ne devrait-elle pas ramener avec persistance la présence des mêmes symptômes? Puis, doit on chercher l'explication d'un fait rare précisément là où les changements survenus sont les moins caractéristiques? Tout au plus ce mode de transmission peut-il être invoqué pour expliquer, dans les épanchements considérables, l'existence de cette zone qui s'étend le long de la colonne, et

(1) Walsh. Loc. cit., p. 184.

où l'on continue à percevoir le murmure vésiculaire (1). Dans ce cas, lorsque l'épanchement est assez important pour ne plus permettre le jeu du poumon, il est fort probable que c'est la tige dorsale qui propage latéralement le murmure respiratoire du côté sain. Mais il faut admettre que là s'épuise le pouvoir conducteur des parois du thorax, et il serait excessif de lui accorder une par plus large.

§ 2. Ce premier mode de transmission éliminé, resterait pour réaliser cette propagation le liquide contenu dans la plèvre. On l'a vu dans le premier chapitre, c'est à cette manière de voir que se rangeait Laennec. Il expliquait ce bruit respiratoire insolite par la transmission du murmure du côté sain à travers la masse liquide de l'épanchement. C'est aussi l'opinion d'Andry,

(1) « Tout vous dénote l'existence d'un vaste épanchement dans un côté de la poitrine, et néanmoins un doute obsède encore votre esprit et arrête votre trocart; vous entendez la respiration tout le long de la gouttière costo-vertébrale et surtout à la base de la poitrine. Vous auscultez à diverses reprises; il n'y a pas de doute, c'est bien le murmure vésiculaire que vous percevez en ces points. Mais s'il y a murmure vésiculaire, c'es donc qu'il n'y a pas d'épanchement et que la ponction est contre-indiquée.

« Eh bien, en pareil cas, le bruit respiratoire est incontestable, mais la conclusion déduite erronée : c'est d'un bruit de propagation qu'il s'agit.

« La démonstration de ce fait est facile à donner. Par suite même de la suppression de tout un poumon par l'épanchement, le seul poumon qui soit perméable reçoit la totalité de la colonne d'air trachéale et respire avec une ampleur et une force inusitée; c'est la respiration puérile, laquelle, en raison de son exagération même, se transmet au côté opposé de la poitrine, à celui qui ne respire pas, et s'y transmet aux parties adjacentes, c'est-à-dire à la portion du thorax la plus voisine de la ligne médiane, à la gouttière costo-vertébrale. » (Peter. Leç. cliniq. médicales, t. I, p. 345.)

et en raison de ces témoignages importants, cette interprétation mérite d'être examinée avec soin.

En faveur de cette théorie on peut d'abord citer les cas où le liquide épanché transmet, non pas des bruits vésiculaires, mais des bruits pathologiques. C'est ainsi que d'après Chomel et Racle, nous avons rapporté plus haut des observations dans lesquelles le liquide propageait à distance des bruits de gargouillement. On pourrait donc essayer d'établir un rapprochement entre ces faits et celui qui nous occupe en ce moment, et arguer de la transmission de ces bruits pathologiques par le liquide pour prouver celle du murmure vésiculaire par la même voie.

Mais est-il permis d'assimiler, sans crainte d'erreur, ces bruits si intenses au murmure vésiculaire si doux comparativement, fût-il même devenu puéril? Ne doit-on pas tenir compte, dans ces phénomènes de transmission, de l'intensité du son qui sera propagé? Or, en raison de leur énergie, ces bruits de gargouillement offrent à la propagation une prise bien plus puissante que ne peut le faire un simple murmure vésiculaire. De plus, dans les cas cités précédemment, le contact entre la source sonore et l'agent de transmission était immédiat, puisque le bruit de gargouillement se produisait du côté même de l'épanchement. Tout autres sont les conditions supposées, car le liquide est séparé du poumon sain par toute l'épaisseur du médiastin et des organes qu'il renferme. Ces couches de nature et de densité différentes doivent mettre un obstacle bien puissant à la propagation du son.

A l'appui de l'opinion que nous examinons, on invoquerait avec plus d'apparence de raison les cas de transmission du murmure vésiculaire dans les pleurésies partielles enkystées. Dans ce genre de pleurésies, en effet, le murmure semblerait pouvoir traverser des kystes liquides quand il s'agit de collections séreuses peu épaisses. C'est ainsi que M. le Dr Woillez (*loc. cit.*) cite comme étant justifiable de cette interprétation l'observation suivante qui lui a été fournie par une femme âgée de 55 ans. Après quelques jours d'une affection mal déterminée, avec douleur du côté droit et un léger ictère, cette malade fut prise de fièvre; elle éprouva de l'oppression et une vive douleur du côté gauche. Seize jours après, elle entre à l'hôpital et l'on constate de la submatité seulement en arrière et inférieurement des deux côtés. Comme en même temps, à la base droite, il y avait du souffle et un râle sous-crépitant un peu sec, on crut à une pneumonie droite. A gauche, rien d'anormal en avant. Avec la submatité obscure de la base qui existait en arrière il n'y avait qu'une faiblesse du murmure respiratoire avec quelques rales sous-crépitants sans bronchophonie ni égophonie. La malade meurt, et entre autres lésions on trouva, à gauche, des adhérences pleurales presque générales, molles et récentes, rougeâtres et emprisonnant des foyers de pus de 6 à 8 centimètres de diamètre en dehors et en arrière du poumon. Vers la partie moyenne, ces foyers communiquaient irrégulièrement entre eux. Mais l'auteur auquel nous empruntons cet exemple limite à des cas très restreints cette transmission du murmure respiratoire par le liquide. Il récuse complètement cette explication quand il s'agit des pleurésies latentes vraies, alors que la transmission se ferait cependant dans le côté malade lui-même. Comment donc pourrait-on songer à l'admettre lorsqu'il faudrait l'étendre d'un côté à l'autre de la poitrine ?

Au reste, si l'on voulait s'éclairer complètement sur le pouvoir transmissif du liquide par rapport au bruit respiratoire normal, il serait important de bien déterminer l'influence que peuvent avoir, d'une part, la tension du liquide, et d'autre part, sa densité. Nous avons entrepris quelques recherches sur le premier point, soit en mesurant au moment de la thoracentèse la tension du liquide encore contenu dans la plevre, soit en notant cette tension dans quelques expériences instituées post mortem. Mais les résultats que nous avons obtenus sont trop vagues pour que nous puissions les rapporter ici ; ils ne permettent aucune conclusion.

Quant à la densité du liquide, elle n'a été étudiée qu'au point de vue du rôle qu'elle joue dans la conductibilité par rapport à la voix. Le professeur Guido Baccelli, divisant les épanchements pleuraux en ténus, épais, très-épais, a reconnu que la transmission à travers un liquide très-épais était presque nulle. Au contraire, la voie articulée aphône qui ne se transmet pas sur l'homme sain, se transmet fort bien si le liquide est ténu. En somme, les expériences de M. Baccelli établissent que la vibration est en raison inverse de la densité des liquides et de leur richesse en éléments figurés et hétérogènes (1). Ces recherches ont eu pour but de trouver dans le mode de transmission de la voix articulée aphône, un moyen de diagnostiquer la nature

(1) Guido Baccelli. De la transmission des races à travers les différents liquides de la plèvre, in Archives Romaines de méd., de chirurgie et d'hygiène, 1875.

Gazette hebdomadaire, 10 décembre 1875.

d'un épanchement. Elles ne nous apprennent rien sur le point en litige.

Enfin une dernière objection que l'on doit faire valoir contre la réalité de cette transmission du murmure du côté sain, c'est la rareté même du bruit respiratoire anormal. Si cette propagation se faisait aussi facilement, pourquoi n'aurait-elle pas toujours lieu ? Pourquoi ne se produirait-elle pas constamment lorsqu'un épanchement comprime tout un poumon et le refoule contre le médiastin ? Des épanchements aussi abondants ne sont pas rares, et cependant, dans la majorité des cas, rien ne vient troubler le diagnostic ; on doit donc supposer que, pour la production de ce bruit respiratoire insolite, il faut de toute nécessité la présence de conditions particulières sans lesquelles l'illusion ne saurait avoir lieu. Si ce phénomène ne se produit que rarement, c'est que les circonstances capables de le faire naître sont elles-mêmes peu fréquentes. Dans le paragraphe suivant on apprendra à connaître ces conditions.

En résumé, de cet examen se dégage cette conclusion : la présence, au niveau d'un épanchement complet, d'un bruit respiratoire généralisé et simulant un murmure normal, ne peut s'expliquer par la transmission du murmure du côté sain à la faveur du liquide.

Afin d'asseoir plus solidement encore cette assertion, nous avons voulu lui donner le contrôle de l'expérimentation. Voici les résultats auxquels nous sommes arrivé.

Nous avons d'abord placé un poumon de chien ou de mouton dans une vessie de porc pouvant contenir de l'eau et se fermant hermétiquement au moyen d'une armature métallique et d'un bouchon de liège. On avait soin de laisser passer à travers le bouchon la trachée ou la grosse bronche quand on n'opérait que sur une fraction de poumon. Puis on introduisait de l'eau dans la vessie. Le poumon était ainsi entouré par une couche liquide plus ou moins épaisse suivant la disposition que l'on donnait à l'appareil, suivant la quantité de liquide qu'il renfermait et suivant le point où l'on appliquait le stéthoscope. Les choses étant en cet état, on donnait naissance au moyen d'un soufflet à un léger bruit de souffle au niveau de la partie de la trachée qui dépassait à l'extérieur. Sur un poumon libre, le bruit ainsi produit se transmet en général dans une assez grande étendue de l'organe. Ce bruit était encore perceptible, quoique notablement affaibli, lorsque le poumon était entouré d'une faible couche de liquide. Puis il diminuait d'intensité à mesure que la couche liquide devenait plus épaisse, et il cessait d'être perçu lorsque cette couche atteignait une épaisseur que nous pouvons évaluer à 5 ou 6 centimètres.

Dans une autre série d'expériences des poumons humains étant suspendus et isolés, on produisait un faible bruit de souffle au niveau de la trachée, ce bruit s'entendait assez bien sur le trajet des grosses bronches renfermées dans le parenchyme. Si on interposait entre le stéthoscope et le tissu pulmonaire des vessies liquides de dimension différentes, on cessait d'entendre le bruit transmis lorsque la couche liquide atteignait l'épaisseur indiquée plus haut.

Enfin nous avons, à différentes reprises, injecté du liquide dans la plèvre de chiens anesthésiés. Bien que ces expériences puissent offrir des prises sérieuses à la critique, elles nous ont cependant permis de constater un silence complet lorsque le poumon était totalement comprimé par le liquide. Malgré la persistance du jeu respiratoire dans tout un côté, nous n'avons jamais trouvé de murmure transmis à la portion thoracique rendue silencieuse par la présence du liquide injecté.

B. *Transmission d'un bruit glottique.*

C'est cette transmission qui paraît devoir donner la clef du problême que nous cherchons à éclaircir. Mais elle a besoin d'être facilitée et modifiée par des conditions multiples, et l'on peut présenter de la manière suivante l'interprétation à laquelle nous nous arrêtons :

Ce bruit respiratoire, généralisé au niveau de certains épanchements complets, est le résultat de la transmission des bruits glottiques entendus à travers une couche de liquide peu épaisse. Ces bruits glottiques doivent consonner dans un poumon tendu de haut en bas de la poitrine, ce qui limite l'épaisseur de la couche liquide qui sépare l'oreille du poumon. Le tissu pulmonaire doit être atélectasié pour renforcer le bruit que la présence du liquide va étouffer en partie. Enfin les bronches doivent être perméables pour diffuser le bruit dans toute la hauteur du poumon.

Il faut reprendre en détail chacun de ces éléments pour montrer la légitimité de leur intervention.

Et d'abord l'on voit que cette théorie a bien des points de ressemblance avec celle donnée par M. Woillez pour expliquer les pleurésies qu'il a appelé latentes vraies, Elle ne s'en distingue qu'au sujet de la source présumée du bruit primitif. M. Woillez plaçait le siége de ce bruit dans la partie du poumon restée perméable. Ici, tout le poumon étant comprimé, nous mettons la source sonore dans la portion supérieure de l'arbre aérien, et nous invoquons la consonnance de ces bruits dans les canaux bronchiques du poumon condensé.

Voyons si une pareille supposition est permise, et si réellement les bruits glottiques retentissent dans toute la hauteur de l'organe respiratoire.

§ 1. — Laennec attribuait le murmure de la respiration exclusivement au passage de l'air à travers les bronches, contenues dans le poumon, et aux vibrations qu'il détermine dans ces parties. Aujourd'hui, on reconnaît à ce murmure une origine plus complexe, et l'élément nouveau qu'on a introduit dans le problème, est précisément le bruit qui se produit au niveau de la glotte.

Chomel signalait déjà, en 1827, comme devant expliquer le souffle pleurétique, les bruits qui prennent naissance dans le larynx et l'arrière-bouche. «Ces bruits seraient transmis à l'oreille appliquée sur la poitrine, de la même manière que la voix qui est produite et articulée dans les mêmes organes. » (1).

Plus tard Beau, généralisant cette théorie, l'appliqua non-seulement à la pathogénie du souffle pleurétique, mais encore à celle du souffle tubaire, du souffle caverneux et du murmure respiratoire. « Il se produit dans les voies respiratoires supérieures un bruit qui vient retentir dans les vésicules, la trachée, les bronches, les cavernes, et qui, par suite de ce retentissement dans des cavités de capacité différente, est l'unique cause des dif-

(1) Dictionnaire de médecine, t. XVIII, p. 133, 1827.

férents bruits connus sous le nom de bruit vésiculaire, de souffle trachéal, bronchique et caverneux. » (1).

Le Dr Spittal admit en partie cette théorie, mais il plaça le foyer de production de ces bruits supérieurs à l'ouverture de la glotte, et non plus à l'arrière-gorge comme l'avait fait Beau. Puis, moins exclusif que cet auteur, et par conséquent plus vrai, il enleva à ces bruits glottiques le rôle exagéré qu'on avait voulu leur donner. Il ne les regarda plus comme la source unique des bruits pulmonaires pathologiques ou normaux, tout en reconnaissant la réalité de leur retentissement dans la poitrine. C'est là la manière de voir qui paraît prévaloir de nos jours, et l'on peut dire qu'à l'état normal les bruits glottiques sont partiellement perçus au niveau du thorax par suite de leur retentissement dans l'arbre aérien.

D'un autre côté, nous avons vu plus haut que, dans certains cas pathologiques, Skoda regardait comme vraie la transmission d'un bruit trachéal. Il admettait ce mécanisme pour expliquer la persistance d'un bruit respiratoire lorsque le poumon était totalement comprimé. Dans des circonstances analogues, MM. Barth et Roger ont recours à la même explication, et Monneret n'hésitait pas à reconnaître cette transmission d'un bruit supérieur comme étant l'unique cause d'un bruit de souffle généraux. généralés, perçu au niveau d'un poumon qui ne peut plus respirer. « Ce bruit de souffle, disait-il, peut-il être autre chose que le bruit glottique transmis par la tra-

(1) Beau. Recherches sur la cause des bruits respiratoires perçus au moyen de l'auscultation. (Archives générales de médecine, t. V, p. 557, 1834.)

— Traité clinique et expérimental d'auscultation, etc. Paris, 1856.

chée et le liquide pleural jusqu'à la paroi thoracique et de là à l'oreille de l'observateur? » (1).

De tout ce qui précède, on peut donc conclure à la réalité de la consonnance d'un bruit glottique dans la poitrine, soit à l'état pathologique, soit à l'état normal.

Bien plus, avec ces épanchements abondants, tels que nous les supposons, l'intensité du bruit glottique doit être plus considérable que dans l'état normal. Elle doit être exagérée par la dyspnée pleurétique et par la dyspnée fébrile, et le retentissement dans la poitrine doit en être augmenté d'autant. Tout nous autorise donc à faire intervenir ce retentissement dans le cas actuel (2).

(1) Monneret. Loc. cit., p. 462.

(2) Nous avons voulu rechercher aussi ce que l'expérimentation nous donnerait à ce sujet et nous avons toujours trouvé qu'un bruit artificiellement produit au niveau du larynx se propageait dans le tissu pulmonaire. Cette propagation était variable comme étendue et comme intensité, suivant l'état sain ou pathologique de l'organe. Elle avait lieu, soit que le poumon ait été enlevé du thorax, soit que l'on ait opéré sur le cadavre avant d'avoir ouvert la poitrine. On avait la sensation d'un bruit respiratoire doux, légèrement soufflant, un peu lointain.

Dans le cas suivant, opérant sur un cadavre, on a perçu un bruit de souffle manifeste au niveau d'un épanchement méconnu pendant la vie : 24 février 1874 ; sujet phthisique ; avant l'ouverture de la poitrine, on fait une incision à la trachée, on y introduit l'extrémité d'un soufflet, et l'on produit un léger bruit de souffle. On ausculte la partie supérieure du thorax et on perçoit au niveau de l'angle inférieur de l'omoplate gauche un bruit manifestement plus soufflant que dans le reste de la poitrine. Un bruit de souffle léger est perçu de l'autre côté au même niveau, mais avec une intensité bien moindre. La percussion n'est pas pratiquée. On ouvre le thorax. La plèvre gauche renferme environ 500 grammes d'un liquide citrin. La plèvre est épaissie avec tubercules. Le poumon gauche présente une induration tuberculeuse dans son lobe supérieur. La portion en contact avec le liquide est atélectasiée. Le poumon droit est plus volumineux du double, l'induration tuberculeuse y comprend les deux lobes supérieurs.

§ 2. Mais ce bruit glottique qui retentit ainsi dans le poumon ne peut parvenir jusqu'à l'oreille appliquée sur le thorax et donner l'illusion d'un murmure normal qu'au prix de différentes conditions.

a En premier lieu la couche liquide qui sépare l'oreille du poumon ne doit pas être trop considérable. On l'a déjà vu, lorsqu'il atteint une certaine épaisseur, ce liquide devient une barrière bien sérieuse pour la transmission des bruits. Si donc le poumon restait ratatiné sur son hile, le silence serait presque absolu dans la poitrine, surtout dans les régions inférieures. C'est là ce qui se passe le plus souvent dans les vastes épanchements. Mais, dans le cas supposé, cet obstacle est éludé par des adhérences qui fixent le poumon du haut en bas de la poitrine. Dès lors, l'organe qui va diffuser le son transmis se trouve au centre du liquide et à une distance relativement minime des parois. Nous retrouvons ces adhérences dans les observations que nous avons citées plus haut. Elles existaient constamment dans les pleurésies latentes vraies de M. Woillez. Bref, toutes les fois qu'un bruit s'est transmis authentiquement malgré un liquide très-abondant, c'est à la faveur de cet artifice. On doit donc voir là une condition indispensable de ce phénomène.

b. Cependant, malgré ces adhérences, malgré son renforcement dyspnéique, ce bruit glottique pourrait encore être d'une intensité insuffisante pour créer l'illusion. Il se pourrait qu'il fût étouffé et qu'il ne puisse traverser le liquide. Il faut donc en second lieu que les parois des canaux bronchiques dans lesquels il consonne soient de nature à le renforcer. Or c'est là précisément l'effet du tissu pulmonaire atélectasié et condensé par l'épanchement.

La généralité des auteurs qui ont écrit sur ce point ont accordé au tissu pulmonaire condensé un pouvoir conducteur du son supérieur à celui du tissu pulmonaire sain. Laënnec tenait le poumon sain pour un mauvais conducteur du son et il donnait tout l'avantage à ce point de vue au poumon induré. Beau s'exprime ainsi : « Parmi les lésions pulmonaires qui jouissent de cette propriété conductrice au plus haut degré, nous mettons en première ligne l'hépatisation qui nous fait percevoir le retentissement des tubes les plus profonds aussi purement que s'ils étaient superficiels. Vient ensuite l'épanchement pleurétique, Déjà, dans cette lésion les retentissements tubaires des bruits glottiques sont moins éclatants que dans les cas d'hépatisation, et lorsque le liquide est en quantité considérable, on ne les entend presque pas. L'infiltration tuberculeuse me paraît occuper le troisième rang..... Les autres altérations du poumon, telles que la splénisation, etc., même quand elles sont portées au point d'oblitérer les vésicules, conduisent très-bien le retentissement qui se produit dans les tubes »(1).

Chomel reconnaît aussi qu'un poumon induré par des tubercules propage facilement au loin les bruits produits dans un point limité de son parenchyme (2).

Andry témoigne en faveur de la conductibilité exagérée d'un poumon hépatisé (3), et Racle cite à ce sujet le fait suivant : « Lorsque l'hépatisation du poumon est complète, elle peut même faire percevoir nettement des

(1) Beau. Recherches sur la cause des bruits respiratoires perçus au moyen de l'auscultation. (Arch. gén. de médecine, 2e série, t. VIII, p. 161, 1834.

(2) Chomel. Loc. cit., p. 222.

(3) Andry. Loc. cit., p. 229 et 278.

bruits qui se passent au dehors du thorax, et même à une grande distance. Ainsi, sur un cheval affecté de pneumonie, on entendait d'une manière si bruyante le jeu des mâchoires pendant l'auscultation du côté malade, que j'en conclus que tout le poumon du sommet à la base devait être hépatisé, ce qui fut confirmé par la percussion et les phénomènes de l'auscultation? (1). »

Nous bornons là ces citations qui mettent en évidence la conductibilité du poumon induré. Comment se fait-il donc que Skoda ait écrit les lignes suivantes? « Des expériences répétées m'ont démontré invariablement que le son s'entend à une distance un peu plus grande à travers le poumon sain qu'à travers un poumon hépatisé. La différence sous ce rapport est très-marquée (1). »

Voici en quels termes M. Walsh relève cette attaque directe : « Il est bien vrai que le tissu pulmonaire hépatisé peut ne pas conduire mieux, et même conduire moins bien la voix qu'une couche de même épaisseur du parenchyme sain ; mais il est également vrai que ce résultat n'est pas constant. J'ai rencontré parfois des poumons hépatisés qui, détachés du cadavre, conduisaient le son avec une très-grande intensité... Toujours est-il que l'on ne peut accepter comme probantes les expériences de M. Skoda. »

Pour nous rendre compte, autant que possible, de la cause de ces contradictions, nous avons voulu interroger l'expérimentation, et nous avons successivement opéré soit sur des poumons sains, soit sur des poumons atélectasiés, hépatisés ou tuberculeux. L'organe étant retiré du thorax, nous produisions un bruit de souffle léger au niveau du larynx ou de la trachée, puis, auscultant le tissu

(1) Racle. Loc. cit., p. 280.

(2) Skoda. Loc. cit.

pulmonaire, nous comparions entre eux les résultats obtenus. Pour donner plus de précision à ces recherches, on a opéré de la manière suivante : le mouvement du soufflet produisant le bruit au niveau de la trachée était réglé par un système approprié, de façon à obtenir une source sonore d'intensité toujours égale et par conséquent comparable à elle-même. De plus, pour éviter l'intervention de tout bruit étranger qui aurait pu être accidentellement transmis par le dehors, le poumon était suspendu et soigneusement isolé de tout corps solide.

Ces précautions étant prises, nous avons pu constater que toutes les fois que les bronches étaient perméables, le poumon condensé conduisait le son avec plus d'intensité que le poumon sain. La zone sonore n'était pas toujours plus étendue dans le poumon malade, mais le son y était plus intense. Il nous a paru qu'au point de vue de la conductibilité on pouvait classer les lésions pulmonaires de la manière suivante. En premier lieu se place l'atélectasie consécutive à la présence d'un épanchement. Cette lésion doit sa propriété conductrice si marquée, non-seulement à la condensation du tissu pulmonaire qui la constitue, mais encore à la rareté des secrétions venant oblitérer les grosses bronches dans ces conditions. Puis vient l'hépatisation, et si cette lésion est moins favorable à la propagation des sons, si quelquefois même, comme le dit Walsh, elle ne les conduit pas du tout, cela doit être attribué à la présence des matériaux obturant fréquemment, dans ces cas, les canaux aériens (1). Enfin vient en dernier lieu l'induration tuberculeuse.

(1) « Lobstein, dans un travail qu'il a inséré dans les Archives médicales de Strasbourg (n° 1, mars 1835, page 9), dit que dans

Ainsi se trouve confirmé ce que nous disions des parois bronchiques dans les cas qui font l'objet de ce travail, à savoir qu'elles renforcent le retentissement glottique.

Mais ce bruit glottique renforcé par le milieu dans lequel il consonne, transmis ensuite et atténué par le liquide, peut-il simuler le bruit respiratoire normal? Peut-il prendre assez de souplesse, par suite de son passage à travers le liquide, pour faire naître l'illusion? Ne sera-t-il pas, au contraire, toujours facile de reconnaître un bruit transformé et propagé par un liquide, « un bruit respiratoire hydrique » comme le disait Fournet, d'un bruit né sur place? Répondant à cette question, Skoda s'exprime ainsi : « Le bruit respiratoire que nous entendons dans une partie quelconque du thorax ne pourra nous fournir les moyens de juger les conditions du parenchyme pulmonaire sous-jacent que si nous pouvons distinguer un bruit rapproché d'un bruit éloigné, les bruits des cellules aériennes et le bruit de gros tuyaux bronchiques de la trachée, du larynx. La chose ne paraît pas d'abord bien difficile, puisque nous sommes

le troisième degré de la pneumonie, il avait fréquemment trouvé les bronches bouchées par une substance couenneuse, solide dans les gros rameaux et quelquefois creuse dans les petits, d'où on pouvait l'extraire sous forme de tubes. M. le Dr Reynaud parle également d'une matière plastique pouvant exister dans les bronches d'un petit calibre, s'y présentant sous la forme de cylindres solides, dont l'effet est d'en déterminer la complète oblitération. » (Grisolle. Traité de la pneumonie.)

Nous même, dans un cas où nous étions surpris de trouver un silence complet au niveau d'un poumon hépatisé mis en expérience, nous avons pu constater la présence de ces coagula répandus dans toutes les bronches de la région hépatisée. Nous avions là l'explication de la non-conductibilité du poumon, et nul doute que ce ne soit aussi l'explication des divergences des auteurs sur ce point.

habitués à juger de la distance des sons. Mais l'auscultation apprend qu'elle n'est pas aussi facile qu'on serait tenté de le croire au premier abord. » (1).

On peut donc entendre un bruit éloigné dans un point quelconque du thorax, et son éloignement peut imprimer à ce bruit une modification profonde. « Il n'y a pas de doute à cet égard, bien que le Dr Philippe affirme le contraire. M. Fournet (2), dans le premier volume de son ouvrage, signale le changement qu'éprouvent les bruits respiratoires lorsqu'on les entend à distance de leur point d'origine. » « Tous les bruits, tous les sons perdent plus ou moins de leurs caractères essentiels par leur propagation à distance. » (3).

C'est ainsi que certains bruits transmis à travers des épanchements prennent le caractère de respirations bronchiques, caverneuses, amphoriques. On ne doit donc pas hésiter à admettre que ces bruits puissent aussi revêtir plus ou moins les caractères de la respiration normale.

d. Enfin et en dernier lieu, il faut que les bronches du poumon atélectasié soient perméables. C'est là un point très-important. Si les canaux sont oblitérés soit par des mucosités, soit par compression la consonnance du bruit glottique n'est plus possible, partant, l'illusion n'a plus lieu. C'est ce qu'a démontré Beau, lorsqu'il insistait sur la nécessité de la béance des voies respiratoires pour le retentissement des bruits supérieurs. De même, M. Woillez est arrivée « à mettre hors de doute la légitimité de la théorie de la béance

(1) Skoda. Loc. cit., p. 115 et suiv.
(2) Fournet. Loc. cit., p. 359.
(3) Skoda. Loc. cit., p. 120.

des conduits aériens du poumon, pour expliquer le murmure respiratoire dans l'état sain. » (1).

Dans nos recherches sur la conductibilité pulmonaire, nous avons pu à différentes reprises vérifier nous-même l'importance de cette condition. Lorsque nous obturions les bronches, soit au moyen d'injections liquides ou coagulables, soit au moyen de ligatures, toute transmission du son cessait invariablement dans le département pulmonaire dépendant des conduits obturés. Il fallait, bien entendu, avoir le soin d'isoler la portion pulmonaire en expérience. Sans cette précaution, le son transmis dans les régions avoisinantes par les conduits encore béants se propageait par contiguïté aux portions qui devaient en réalité rester silencieuses.

Telles sont les circonstances qui favorisent la production du phénomène que nous venons d'étudier. Grâce à elles, l'observateur peut entendre un bruit respiratoire, lors même qu'il existe un épanchement complet et que le poumon ne fonctionne plus. Grâce à elles, ce bruit peut emprunter les caractères du bruit normal de la respiration et dissimuler ainsi la présence du liquide. Et si nous voulons résumer en quelques lignes les considérations qui précèdent, nous pouvons formuler les conclusions suivantes :

1° Dans des cas très-rares, il peut se faire qu'au niveau d'un vaste épanchement paralysant tout le poumon correspondant on perçoive un bruit respiratoire généralisé à tout le côté malade.

2° Le caractère de ce bruit peut en imposer pour un bruit respiratoire normal.

(1) Woillez. Etude sur l'auscultation des organes respiratoires In Arch. génér. de méd., 6e série, t. VI, p. 5, 159, 448; 1865.

3° Ce phénomène est dû à la consonnance des bruits glottiques dans les bronches restées perméables et entourées d'un tissu condensé, et pour qu'il soit perçu dans toute l'étendue de la poitrine malgré la présence du liquide, il faut que des adhérences maintiennent le poumon fixé du haut en bas du thorax.

Paris. — A. PARENT, imprimeur de la Faculté de Médecine, rue M.-le-Prince, 29-31.

12

www.ingramcontent.com/pod-product-compliance
Ingram Content Group UK Ltd.
Pitfield, Milton Keynes, MK11 3LW, UK
UKHW020958220726
13924UKWH00002B/771